Linda Bauer
Thorsten Krämer

Corona, co teraz?

Linda Bauer
Thorsten Krämer

Corona, co teraz?

Co powinieneś wiedzieć o koronaawirusie

Wydawnictwo Bezkresy Wiedzy

Imprint

Cover image: www.ingimage.com

Publisher:
Wydawnictwo Bezkresy Wiedzy
is a trademark of
International Book Market Service Ltd., member of OmniScriptum Publishing Group
17 Meldrum Street, Beau Bassin 71504, Mauritius
Printed at: see last page
ISBN: 978-620-0-81235-3

Spis treści

1. Informacje ogólne

1.1 Czym są koronaawirypl

Koronawirusy są rodziną wirusów RNA, które mogą zakażać zarówno zwierzęta jak i ludzi, a u ludzi powodują głównie choroby dróg oddechowych. Mogą biegać jak nieszkodliwe przeziębienia, ale mogą też być śmiertelne.

Nazwa ta wynika z charakterystycznego, wieńcowego wyglądu wirusów korony (łac. "corona": wieniec, korona). Koronaawirusy są również przyczyną poważnego ostrego zespołu oddechowego (SARS) oraz (MERS), co oznacza zespół oddechowy na Bliskim Wschodzie. Podczas największej jak dotąd epidemii SARS w latach 2002 i 2003 na całym świecie zginęły 774 osoby. Nowy koronaawirus, który wybuchł w Chinach pod koniec 2019 r., może również spowodować ciężkie zapalenie płuc u zarażonych osób. W lutym 2020 roku wirus został nazwany SARS-CoV-2 ze względu na jego bliskie powiązanie z wirusem SARS. Od tego czasu choroba wywoływana przez wirusa znana jest jako COVID-19, a jej przebieg waha się od łagodnego do śmiertelnego. Obojętność nie została jeszcze ostatecznie wyjaśniona. Szczepionki przeciwko nowemu koronaawirusowi SARS-CoV-2 (pierwszy znany jako 2019-nCoV) są w trakcie opracowywania - również w DZIF.

1.2 Występowanie

SARS-CoV-2 (Sars-CoV-2, *Severe Acute Respiratory Syndrome Coronavirus 2*, "*Severe Acute Respiratory Syndrome* Coronavirus 2"; dawniej *2019-nCoV, 2019-novel Corona virus*, *nowatorski Coronavirus 2019* i *Wuhan Coronavirus*) to nazwa koronaawirusa nowo zidentyfikowanego w styczniu 2020 roku w chińskim mieście Wuhan w prowincji Hubei. Wirus wywołuje chorobę zwaną Covid-19 (w przypadku *Corona virus disease 2019*) i jest przyczyną pandemii COVID-19, która początkowo została sklasyfikowana przez WHO jako "stan zagrożenia zdrowia o znaczeniu międzynarodowym", a 11 marca 2020 r.

stała się pandemią. Wirus jest zwykle (po rodzinie wirusów) nazywany *nowym koronaawirusem, nowym koronaawirusem*, tylko *korona,* lub sporadycznie (po chorobie) *wirusem covid-19.*

Chociaż patogen ten należy również do wirusów korony, nie należy go mylić z wirusem korony MERS (MERS-CoV). MERS-CoV występuje przede wszystkim na Półwyspie Arabskim i jest przyczyną bliskowschodniego zespołu oddechowego (MERS).

1.3. rodzaje i gatunki wirusów koronarograficznych

Wirusy korony mogą zarażać zarówno ludzi jak i różne gatunki zwierząt i zostały po raz pierwszy odkryte w połowie lat 60. ubiegłego wieku. Obecnie znane są setki rodzajów wirusów koronowych, które w zależności od wariantu wirusa mogą powodować u ludzi częste przeziębienia, a nawet choroby zagrażające życiu. Koronaawirusy SARS i MERS należały do szczególnie patogennych wariantów wirusa, które wywołały epidemię w tym czasie.

Obecna choroba płuc jest wywoływana przez nowego wirusa koronowego o nazwie Sars-CoV-2 lub COVID-19, który jest genetycznie ściśle związany z wirusem SARS. Jeśli chodzi o pochodzenie, zakłada się, że pierwsi pacjenci zostali zakażeni na rynku w Wuhan na początku grudnia 2019 roku.

Znanych jest w sumie siedem ludzkich patogennych wirusów koronowych (stan na luty 2020 r.): Oprócz SARS-CoV[-1], SARS-CoV-2 i MERS-CoV istnieją również HCoV-HKU1, HCoV-NL63, HCoV-OC43 i HCoV-229E; ostatnie cztery powodują jednak tylko stosunkowo niewielkie objawy.

Chińscy naukowcy zbadali strukturę molekularną wirusa Sars-CoV-2 i porównali ją z innymi wirusami koronowymi. Stwierdzili oni, że obecny wirus ma dwa różne typy: typ L i typ S.

Obecnie typ L występuje u większości zarażonych osób - dotyczy to 70 procent. W przeciwieństwie do tego, tylko 30 procent zarażonych cierpi na typ S, chociaż naukowcy uważają, że jest to starszy typ i pochodzi z Wuhan.

Typ L najwyraźniej rozwinął się z typu S. Ponieważ typ L prawdopodobnie rozprzestrzenia się szybciej, naukowcy dochodzą do wniosku, że może to być ten bardziej agresywny, jak to ostrożnie określili w swoich badaniach.

1.4 Wektory

Według Instytutu Roberta Kocha, koronaawirusy zostały po raz pierwszy zidentyfikowane w połowie lat 60-tych. Mogą one zarażać ludzi i zwierzęta. Siedmiu przedstawicieli tej grupy powoduje choroby układu oddechowego u ludzi - od zwykłych przeziębień do niebezpiecznych lub nawet potencjalnie śmiertelnych chorób, takich jak sars. Trzy z nich - w tym nowy koronaawirus Sars-CoV-2 - są znane z poważnych objawów.

Nie wiadomo jeszcze, skąd wziął się ten wirus. Nietoperze są uważane za najbardziej prawdopodobne źródło wirusa. Pierwsze przypadki zostały zgłoszone z rynku w chińskim mieście Wuhan, gdzie sprzedawano dzikie zwierzęta. Możliwymi nosicielami nowego koronaawirusa są nietoperze i latające lisy, które są spożywane przez ludzi w niektórych regionach Azji. Ponieważ wydaje się, że wirus jest dobrze przystosowany do ludzi, być może był już wcześniej przystosowany do ludzi, mówi wirusolog Christian Drosten z berlińskiego szpitala Charité. Trevor Bedford, badacz w *Fred Hutchinson Cancer Research Center* w Seattle, pracuje nad dekodowaniem genomu wirusa. Zakłada on, że wirus po raz pierwszy pojawił się u nietoperzy, a następnie zmutował i został najpierw przeniesiony na ludzi przez nieznane jeszcze dodatkowe nosicieli około połowy listopada 2019 roku.

1.5 Tory transmisyjne

Władze Chin początkowo poinformowały, że wszyscy pacjenci zostali zakażeni na rynku zwierząt. Wirusy koronowe znajdują się głównie w świecie zwierząt. Początkowo jednak nie zakładano, że transmisja do ludzi jest prawdopodobna.

Główna droga transmisji wydaje się być infekcją kropelkową. Teoretycznie możliwe są również zakażenia rozmazowe i infekcje przez spojówkę oczu.

Infekcja kropelkowa: Można założyć, że główna transmisja odbywa się poprzez kropelki.

Aerosol: brak dowodów

Zakażenie środkami smarnymi: a) Zasadniczo nie wyklucza się przenoszenia zakażenia wymazem / zakażenia przez zanieczyszczone powierzchnie. Nie wiadomo, jaką rolę odgrywa. Często zidentyfikowano łańcuchy infekcji, które najlepiej można wytłumaczyć bezpośrednim przenoszeniem, np. przez kropelki. b) u pacjentów COVID-19 zidentyfikowano dodatnie próbki kału metodą PCR (3-5). W przypadku zakażenia przez kał, wirusy muszą być zdolne do replikacji, co do tej pory nie mogło być wykazane.

Połączenia jako punkt wejścia: U trzech (spośród 63 badanych) pacjentów z zapaleniem płuc COVID-19 próbki spojówkowe były PCR dodatnie (6). Nie jest to jednoznaczny dowód na to, że spojówka może pełnić rolę portalu wejściowego, ale należy przyjąć, że jest to szczególnie istotne w dziedzinie medycyny.

Przenoszenie pionowe z (zainfekowanej) matki na dziecko (przed, w trakcie, po porodzie): Istnieje tylko kilka badań, które badały ten problem (4, 7-11). U noworodków badanych do tej pory matek z COVID-em dodatnim nie znaleziono żadnych dowodów na przenoszenie choroby. Istnieją doniesienia o indywidualnych przypadkach noworodków, w których wykryto SARS-CoV-2, ale w tych przypadkach nie jest jasne, czy transmisja nastąpiła w czasie ciąży, podczas porodu czy po nim, więc nie można wyciągnąć żadnych wniosków.

Jest możliwe, że wydzieliny zawierające wirusy z nosogardła mogą dostać się do żywności lub towarów. Jednak wirusy mogą przetrwać na tych powierzchniach tylko przez kilka dni. Zakażenie poprzez żywność i przedmioty, które nie znajdują się w bezpośrednim sąsiedztwie pacjenta, jest raczej mało

prawdopodobne. Federalny Instytut Oceny Ryzyka i Instytut Roberta Kocha nie znają obecnie żadnych przypadków infekcji poprzez skażoną żywność lub przedmioty. Ponieważ jednak wirusy są niszczone przez wysoką temperaturę, wskazane jest ogrzanie odpowiedniej żywności jako środek ostrożności.
Z innych patogennych dla człowieka wirusów koronowych wiadomo, że mogą one przetrwać przez pewien czas na nieożywionych powierzchniach, takich jak metal, szkło czy plastik. Czas przeżycia zależy od innych czynników, takich jak temperatura i wilgotność otoczenia (38-40). Na przykład, w badaniu HCoV-229E na tworzywie sztucznym po 72 godzinach, SARS-CoV-1 pozostawał zakaźny nawet przez sześć dni na tym samym podłożu. Ze względu na podobieństwo strukturalne SARS-CoV-1 i SARS-CoV-2, można oczekiwać podobnej wytrzymałości na rozciąganie w przypadku SARS-CoV-2. Środki do dezynfekcji powierzchni o udowodnionej ograniczonej aktywności wirusobójczej nadają się do inaktywacji (40, 41). Można również stosować środki dezynfekujące o ograniczonym działaniu wirusobójczym PLUS i wirusobójczym (41).

1.6 Jak bardzo zaraźliwy jest koronaawirus

Wirus jest łatwo przenoszony i najprawdopodobniej jest przekazywany przez osoby, które same nie mają objawów. Instytut Roberta Kocha stwierdza, że patogen jest znacznie bardziej zakaźny niż pierwotnie sądzono. Zgodnie z aktualną wiedzą, okres inkubacji wynosi od dwóch do 14 dni. Gazeta China Daily podaje średni okres inkubacji wynoszący trzy dni. W rzadkich przypadkach między zakażeniem a pojawieniem się pierwszych objawów może upłynąć okres do 24 dni. Eksperci nie widzą jednak obecnie powodu, aby przedłużyć dotychczasowy zwyczajowy okres kwarantanny wynoszący 14 dni.

1.7 Jak bardzo niebezpieczny jest koronaawirus

Letalność opisuje liczbę przypadków śmiertelnych w stosunku do liczby (faktycznie) chorych. Brak jest wiarygodnych danych na ten temat, ponieważ rzeczywista liczba osób, które zachorowały, jest nieznana i może być znacznie wyższa niż liczba zgłoszonych przypadków (patrz "Rzeczywista liczba chorych"). Jeśli rzeczywista liczba spraw jest niedoszacowana przez współczynnik 4,5-11,1 (patrz "Rzeczywista liczba spraw"), wówczas prawdopodobnie wpłynęłoby to głównie na liczbę (łagodnych) spraw, które nie zostałyby objęte systemem monitorowania. Prawdopodobnie zmniejszyłoby to również śmiertelność (która jest bliższa rzeczywistości) o podobny czynnik.

Chociaż nowy wirus SARS-CoV-2 (dawniej 2019-nCoV) należy do tego samego typu wirusa co SARS, jest to inny wariant według badacza wirusów Christiana Drostena (dyrektora Instytutu Wirologów w Charité Berlin). Liczba obecnych przypadków znacznie przekracza liczbę przypadków pandemii sars w latach 2002/2003, kiedy to łącznie zdiagnozowano u 8000 osób zakażenie, z czego około jedna na dziesięć zmarła. - Ponad 78.000 osób w Chinach zachorowało dotychczas na nowy wirus SARS-CoV-2, a 2.715 zmarło na skutek jego działania (stan na 26.02.2020). Wszyscy zmarli są z prowincji Hubei. Według władz, zgony dotyczą przede wszystkim osób starszych, z których część cierpi na ciężkie, istniejące wcześniej schorzenia.

Na konferencji prasowej na temat COVID-19 w dniu 3 marca 2020 r. dyrektor generalny WHO mówił o 90 893 zgłoszonych przypadkach COVID-19 i 3 110 zgonach na całym świecie, przy czym zgłoszony wskaźnik śmiertelności wyniósł 3,4%.

Natomiast w badaniu przeprowadzonym przez Mike'a Famulare'a, *Institute for Disease Modeling,* cytowanym przez WHO, oszacowano rzeczywistą śmiertelność osób zakażonych COVID-19, tj. statystyczne prawdopodobieństwo, że osoba zakażona umrze niezależnie od indywidualnych cech, na 0,4-2,6%, przy czym najbardziej prawdopodobna wartość została podana jako 0,94%.

Poniżej przytaczane są dalsze badania, które dają oznaki śmiertelności.

W badaniu epidemiologicznym 99 przypadków hospitalizacji do dnia 25 stycznia 2020 r. zmarło 11 %, 31 % zostało wypisanych, a 58 % nadal przebywało w szpitalu. Badanie to jest pierwszą wskazówką, że śmiertelność hospitalizowanych pacjentów wynosi około 11%.

W opublikowanym z wyprzedzeniem w dniu 2 lutego 2020 r. badaniu oszacowano śmiertelność potwierdzonych przypadków. Uwzględniono zarówno czas od wystąpienia pierwszych objawów do diagnozy (5,1 dnia, 95% CI: 3,5-7,5), jak i czas od wystąpienia pierwszych objawów do śmierci (15,2 dnia, 95% CI: 13,1-17,7). W pierwszym scenariuszu epidemia została obliczona na podstawie pacjenta wskaźnikowego z 8 grudnia 2019 r., a śmiertelność 4,6% (95% CI: 3,1-6,6). W drugim scenariuszu przeprowadzono symulację epidemii na podstawie przypadków wyeksportowanych do innych krajów i obliczono wskaźnik śmiertelności na poziomie 7,7% (95% CI: 4,9-11,3%). Autorzy podkreślają, że śmiertelność może być mniejsza z powodu niezdiagnozowanych przypadków.

Studium przypadku ze szpitala w Wuhan opisuje 138 chorych z radiologicznie i wirusologicznie potwierdzonym zapaleniem płuc wywołanym przez SARS-CoV-2 w okresie od 1 stycznia do 2 lutego 2020 r. Około jedna czwarta chorych została objęta intensywną terapią, głównie z powodu zespołu ostrej niewydolności oddechowej. Wymaga to inwazyjnej wentylacji w około połowie przypadków. Mediana wieku chorych na intensywną terapię wynosiła 66 lat, czyli była istotnie starsza od reszty chorych z medianą 51 lat. W końcowej fazie badania około 65% pacjentów było nadal w szpitalu. Wśród chorych było 40 pracowników szpitala, którzy zostali zakażeni oraz 17 chorych szpitalnych, którzy zostali zakażeni w placówce. Większość pacjentów otrzymywała oseltamiwir i antybiotyki. Do końca badania zmarło 4,3% pacjentów. Około połowa otrzymała kortykosteroidy. Autorzy opisali tę terapię antywirusową z obserwacji jako nieskuteczną.

Wspólna misja WHO-Chiny w Chinach, wykorzystując dane z Wuhan i innych regionów, stwierdziła w dniu 24 lutego 2020 r., że 2-4 % zakażonych zmarło w Wuhan, a 0,7 % w innych regionach Chin.

2. Przebieg choroby i diagnostyka

2.1. Objawy

Zakażenie nowym koronaawirusem może prowadzić do objawów choroby, takich jak gorączka i kaszel. Zanotowano również zimno, duszność, bóle mięśni i stawów, bóle gardła i głowy. Niektórzy ludzie cierpią na mdłości/ wymioty i biegunkę.

Przebieg choroby jest bardzo zróżnicowany, od bezobjawowych progresji do ciężkiego zapalenia płuc z niewydolnością płuc i zgonem. W związku z tym nie można przedstawić żadnych ogólnie obowiązujących stwierdzeń na temat "typowego" przebiegu choroby. Ze skumulowanych przypadków odnotowanych w Chinach (n = 55 924 przypadków potwierdzonych laboratoryjnie; stan na 20.02.2020 r.), jako najczęstsze objawy zgłaszane są gorączka i kaszel (rys. 1). Około 80 % chorób było łagodnych do umiarkowanych. Termin "łagodny do umiarkowanego" odnosi się do pacjentów z zapaleniem płuc lub bez, bez zaburzeń oddechowych, z poziomem nasycenia tlenem we krwi powyżej 93 % i bez (zdiagnozowanych za pomocą tomografii komputerowej) nacieków w płucach dotykających ponad połowę płuc (12). Czternaście procent miało ciężkie (z dusznością, nasyceniem tlenem poniżej 94% lub naciekami w płucach dotykającymi ponad połowę płuc), ale nie zagrażające życiu, a w 6% przebieg kliniczny był krytyczny dla zagrażającego życiu (z niewydolnością płuc, wstrząsem septycznym lub niewydolnością wielonarządową). Poza Wuhan/Hubei i poza Chinami, istnieją pewne obserwacje, że odsetek kursów łagodnych jest wyższy niż 80%. Odsetek ciężkich chorób zależy również od tego, w jaki sposób zostały zidentyfikowane przypadki. Bi zgłosiła, że odsetek poważnych przypadków wyniósł zaledwie 3%, gdy wykryto je poprzez śledzenie kontaktów zakaźnych (13).

2.1.1. Surowość

Klasyfikacja kliniczna w zależności od stopnia nasilenia:

- Łatwe i nieskomplikowane (łagodne objawy)
- Umiarkowane (lekkie zapalenie płuc)
- Ciężkie zapalenie płuc, definiowane przez gorączkę lub podejrzenie infekcji dróg oddechowych i albo częstość oddechu > 30 min, albo ciężka duszność lub SpO2 <90% w powietrzu w pomieszczeniu.
- Krytyczny (ARDS, sepsa, wstrząs septyczny)

Na początku choroby większość pacjentów wykazuje następujące objawy (indywidualnie lub w połączeniu):

- Głównie
  - Gorączka
  - Ogólne zmęczenie i znużenie
  - Kaszel, produktywny i nieproduktywny, ewentualnie duszność
- Okazjonalnie:
  - bóle głowy i bolące kończyny
  - Rhinitis
  - biegunka przechodniów
- rzadki ból gardła

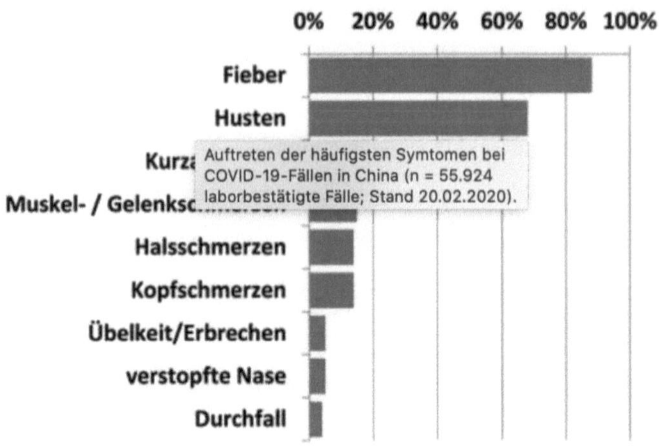

Abbildung 1: Auftreten der häufigsten Symtomen bei COVID-19-Fällen in China (n = 55.924 laborbestätigte Fälle; Stand 20.02.2020) (12).

Quelle: *Robert Koch-Institut*

2.1.2 Okres inkubacji

Okres inkubacji oznacza czas od zakażenia do początku choroby. Według informacji z Instytutu Roberta Kocha, okres inkubacji może trwać nawet do 14 dni. Istnieją również doniesienia od chińskich naukowców, którzy przedłużają możliwy okres inkubacji do 24 dni. Analiza pierwszych 425 przypadków zgłoszonych w Wuhan wykazuje okres inkubacji wynoszący średnio 5,2 dnia i średni wiek 59 lat. Autorzy zakładają, że już w połowie grudnia 2019 roku w pobliżu targu rybnego miały miejsce transmisje człowiek-człowiek. Statystyczna ocena kilku zgłoszeń zakażeń w gospodarstwie domowym lub na innych wąsko zdefiniowanych przestrzennie obszarach (tzw. klastrach) powoduje, że okres inkubacji wynosi średnio 5 - 6 dni.

Szeregowy przedział czasowy określa średni przedział czasowy od początku choroby przypadku zakaźnego do początku choroby przypadku przez niego zakażonego. Szeregowy przedział czasowy jest zazwyczaj dłuższy niż okres inkubacji, ponieważ zakażenie zazwyczaj występuje tylko wtedy, gdy przypadek stał się objawowy. Odstęp seryjny wynosił średnio 7,5 w badaniu 425 pacjentów (mediana) oraz szacunkowo 4 dni w innym badaniu, opartym na analizie 28 par zakażonych/zakażonych.

Zakażenie innych osób w okresie inkubacji jest możliwe pomimo komfortowego stanu zdrowia. Badania wiremii krwi na poszczególnych pacjentach sugerują, że niektórzy pacjenci mogą nadal być tymczasowo zakaźni nawet w trakcie procesu gojenia, z kliniczną poprawą. Raport z tej publikacji, który opiera się na założeniu bezobjawowego chińskiego pacjenta indeksowego, został odrzucony przez badania czasopisma *Science* i zakwestionowany przez Instytut Roberta Kocha. W grupie 126 osób ewakuowanych z Wuhan do Niemiec, dwóch pacjentów wykazało pozytywne wyniki RT-PCR wymazu z gardła, którzy nie mieli żadnych lub mieli tylko bardzo nietypowe objawy. Opisano również przypadek subiektywnie bezobjawowego dziesięciolatka w Shenzhen, którego morfologia krwi i oznaki stanu zapalnego były niepozorne w laboratorium. Dalsze badania wykazały jednak, ze w wymazie z gardła wykryto radiologiczne cechy charakterystyczne dla zapalenia płuc, a w wymazie z gardła wirusowe RNA.

Ponadto istnieje jeszcze jeden raport z Kantonu dotyczący dwóch osób zakażonych bezobjawowo, u których wykryto wirusa w nosogardzieli. Autorzy wyraźnie wskazali na niebezpieczeństwo rozprzestrzenienia się wirusa przez pacjentów bezobjawowych we wczesnym stadium zakażenia. Pomiary wiremii w wydzielinie nosowo-gardłowej wykazały podobnie wysoką wiremię między pacjentami objawowymi i bezobjawowymi. Na podstawie ilościowych badań wirusowych w wydzielaniu nosogardła u pacjentów z bardzo łagodnymi objawami, badacze z oddziału wirusologicznego Charité i Instytutu Mikrobiologii Sił Zbrojnych Niemiec stwierdzili, że nawet bardzo łagodne objawy choroby są już wysoce zakaźne. Instytut Roberta Kocha donosił również o indywidualnych przypadkach, w których chorzy mogli zachorować od osób zakażonych, które nie wykazywały jeszcze żadnych lub żadnych szczególnych objawów. Chińskie studium przypadku dotyczące sześciu pacjentów w rodzinie dochodzi do tego samego wniosku. Pacjentka 1 zaraziła pięciu krewnych SARS-CoV-2, nie wykazując żadnych objawów. Ze względu na chorobę w rodzinie, była również odizolowana i pod nadzorem lekarskim. Wirus został wykryty przez RT-PCR w jej przypadku po 17 dniach ujemnych, po 19 dniach dodatnich i po 25 i 30 dniach ujemnych ponownie. Jest kilku pacjentów, którzy po klinicznym wyleczeniu i negatywnym badaniu PCR ponownie rozwinęli wykrywalną wiremię. Nie jest jasne, czy jest to reinfekcja czy reaktywacja wirusa. Ponowne zakażenie w przypadkach zgłoszonych specjalnie z Japonii jest obecnie mocno wątpliwe przez czołowych wirusologów.

2.2 Różnice: koronaawirus - grypa - przeziębienie

Zwykłe wirusy koronowe powodują zazwyczaj przeziębienie z kaszlem i innymi objawami oddechowymi. Pierwsze objawy są podobne do tych wywoływanych przez grypę. Ale nowatorski wirus koronowy działa tylko na dolne drogi oddechowe, więc te wirusy nie powodują przeziębienia. Ale inne koronaawirusy mogą również powodować poważne infekcje dolnych dróg oddechowych i prowadzić do zapalenia płuc. Nowy koronaawirus wydaje się prowadzić do cięższego przebiegu.

Te trzy choroby nie są tak łatwe do odróżnienia. Covid-19 może przejawiać się wieloma niespecyficznymi objawami. Częściej dolne drogi oddechowe wydają się być naruszone. Głównymi objawami są gorączka, kaszel i duszność. W ciężkich przypadkach może wystąpić zapalenie płuc. W przeciwieństwie do tego, ból gardła i kichanie występują rzadziej.

Grypa pojawia się bardzo nagle. Typowymi objawami są suchy kaszel i nagły, często wysoki poziom gorączki, silne uczucie choroby, a także bóle głowy, mięśni i stawów. Dla laików trudno jest jednak odróżnić ją od infekcji COVID-19. Ważnym wskazaniem jest zatem ewentualny wcześniejszy kontakt z osobą cierpiącą na wirusa koronarograficznego. Tylko test na wirusa koronowego może dać wiarygodny wynik.

Z kolei zwykłe przeziębienie przychodzi podstępnie, z bólem gardła, śliskim kaszlem, lekko podwyższoną temperaturą, zmęczeniem i łagodnymi do umiarkowanych bólami głowy. Kaszel zwykle przychodzi później. Ludzie, którzy mają przeziębienie, nie czują się tak słabi jak ci, którzy mają grypę.

DW

Symptome von COVID-19, Grippe und Erkältung

Symptome	COVID-19	Grippe	Erkältung
Trockener Husten	+++	+++	+
Fieber	+++	+++	-
Schnupfen	-	++	+++
Halsschmerzen	++	++	+++
Atemnot	++	--	--
Kopfschmerzen	++	+++	-
Gliederschmerzen	++	+++	+++
Niesen	--	--	+++
Schlappheit	++	+++	++
Durchfall	-	++	--

+++ Häufig ++ Manchmal + Wenig - Selten -- Nicht

Source: WHO, CDC

2.3. Diagnoza

W zależności od ciężkości obrazu klinicznego, oprócz diagnozy COVID-19, należy rozważyć różne diagnozy różnicowe (np. grypa, inne wirusy oddechowe, nadkażenia bakteryjne). SARS-CoV-2 jest wykrywany z wymazu z głębokiego gardła, plwociny lub z wody do płukania gardła metodą PCR. W przypadku negatywnego wyniku testu i pilnego podejrzenia klinicznego, należy zbadać drugą próbę. U chorych w późniejszym przebiegu choroby (zapalenie płuc, ARDS) wymaz z gardła może być już ponownie wolny od wirusów, podczas gdy w dolnych drogach oddechowych nadal istnieje zakaźna wiremia, tak więc konieczne może być pobranie wydzieliny tchawiczno-oskrzelowej (odsysanie, brak BAL). Krew i mocz są uważane za niezakaźne u pacjentów COVID-19.

Często dochodzi do leukopenii z limfopenią, zakrzepicą, a także do wzrostu poziomu CRP, transaminazy i LDH. Rzadko jednak dochodzi do niewielkiego lub co najwyżej niewielkiego wzrostu zawartości prokalcytoniny. Uniesienia troponinowe są prawdopodobnie częstą manifestacją kardiomiopatii skojarzonej z COVID19 , rzadko zawału serca.

2.3.1. Materiał próbki

1. **Do diagnostyki na COVID-19 (www.rki.de/covid-19-diagnostik):**

- Wykrycie patogenu za pomocą PCR z głębokiego wymazu z nosa/gardł, wody do płukania gardła, plwociny i/lub wydzieliny z tchawicy, powtórzyć w razie potrzeby w przypadku wyniku negatywnego i utrzymującego się podejrzenia (patrz powyżej)
  CAVE: Wytwarzanie aerozoli
- Serologie nie są rutynowo dostępne do celów diagnostycznych poza badaniami; przydatne może być przechowywanie próbek surowicy do późniejszej oceny.

2. **Do diagnostyki różnicowej badań bakteriologicznych:**

- Redukcja kilku posiewów krwi (każdy aerobowy + beztlenowy) do E+R
- Plwocina, BAL, wydzielina tracheobronchialna na E+R
- Diagnostyka moczu w kierunku pneumokoków, legionelli

3. dalsza diagnoza:

- Pobieranie próbek krwi z morfologią krwi, chemia kliniczna w zależności od przebiegu choroby.

2.3.2. Obrazowanie

W konwencjonalnych zdjęciach RTG klatki piersiowej zmiany stają się widoczne u 50-60% pacjentów. W badaniu TK płuc w około 85% przypadków stwierdza się zmiany w postaci szkiełka mlecznego, obustronnych lub rzadziej jednostronnych ucisków i/lub rozrostu ciągnienia śródmiąższowego.

3. Zainteresowane osoby i grupy ryzyka

3.1 Podmioty danych

Wirusy korony mogą zarażać zarówno ludzi jak i różne gatunki zwierząt i zostały po raz pierwszy odkryte w połowie lat 60. ubiegłego wieku. Z oceny angielskich i chińskich artykułów naukowych opublikowanych w połowie lutego 2020 r. wynika, że wszystkie grupy ludności mogą być zakażone. Spośród zarażonych 72% miało 40 lat lub więcej, a 64% było mężczyznami. 40% pacjentów cierpiało na choroby przewlekłe, takie jak cukrzyca i wysokie ciśnienie krwi.

Według Instytutu Roberta Kocha, osoby powyżej 60 roku życia oraz osoby z chorobami podstawowymi są najbardziej narażone na rozwój poważnej choroby. Chorobami podstawowymi wysokiego ryzyka są na przykład przewlekłe choroby układu krążenia, choroby płuc lub zaburzenia metaboliczne. Do tej pory większość zgonów w Chinach ma miejsce wśród osób powyżej 80 roku życia, a mężczyźni częściej niż kobiety cierpią z tego powodu. WHO informuje, że choroba ta występuje stosunkowo rzadko u dzieci i jest zazwyczaj łagodna. Tylko bardzo niewielka część zakażonych dzieci i młodzieży jest poważnie lub krytycznie chora. Jednakże podstawa danych nie jest jeszcze wystarczająca do ustalenia, czy dzieci są ogólnie mniej podatne na wirusa. Według WHO, kobiety w ciąży nie wydają się być narażone na zwiększone ryzyko ciężkiego przebiegu choroby.

W badaniu uzupełniającym dotyczącym podobnie ciężkiej choroby wirusowej MERS, która występowała głównie w krajach arabskich i atakowała również płuca, palenie tytoniu zostało uznane za niezależny czynnik ryzyka. Instytut Roberta Kocha (RKI) doszedł do tego samego wniosku w swoim najnowszym podsumowaniu dotyczącym COVID-19 pod tytułem "Grupy ryzyka dla poważnych kursów".

Chiński organ ds. zwalczania choroby CCDC ocenił wszystkie dostępne dane dotyczące przypadków choroby COVID-19 w Chinach do dnia 11 lutego 2020 r. i opublikował je również na forum międzynarodowym. Z 44 672 potwierdzonych przypadków rozkład grup wiekowych jest następujący: 3 % 80 lat i więcej, 87 % 30-79 lat, 8 % 20-29 lat, 1 % 10-19 lat i 1 % poniżej 10 lat. Wśród osób zakażonych w wieku od 70 do 79 lat, a nawet więcej wśród osób w wieku 80 lat i więcej, prawdopodobieństwo śmierci z powodu COVID-19 jest wyższe od przeciętnego.

3.1.1 Grupy ryzyka dla poważnych kursów

WHO ogłosiła w swoim *raporcie sytuacyjnym - 18* z 7 lutego 2020 r. na przykład w odniesieniu do Chin, gdzie 31 211 osób potwierdziło, że 4 821 pacjentów (15,4 %) ma ciężki przebieg choroby. W momencie postawienia diagnozy nie trzeba jeszcze wiedzieć, czy pacjent jest poważnie chory, czy nawet umiera.

Chociaż ciężkie przebiegi choroby często występują u osób bez wcześniejszej choroby, następujące grupy osób mają zwiększone ryzyko wystąpienia ciężkich przebiegów choroby:

- osoby starsze (o stale rosnącym ryzyku ciężkiego przebiegu od około 50-60 lat)
- Osoby palące
- Ludzie z pewnymi istniejącymi wcześniej warunkami:
  - serca (np. choroba wieńcowa),
  - płuc (np. astma, przewlekłe zapalenie oskrzeli),
  pacjentów z przewlekłymi chorobami wątroby)
  - Pacjenci z cukrzycą
  - pacjentów z rakiem.

- Pacjenci z osłabionym układem odpornościowym (np. z powodu choroby związanej z niedoborem odporności lub poprzez przyjmowanie leków osłabiających układ odpornościowy, takich jak kortyzon).

Kobiety w ciąży: (a) Nabycie zakażenia: Obecnie nie ma danych na temat podatności na zakażenie SARS-CoV-2 u kobiet w ciąży. Ze względu na fizjologiczną adaptację i zmiany immunologiczne w czasie ciąży nie można wykluczyć zwiększonej podatności na zakażenie SARS-CoV-2. b) Stopień zaawansowania choroby u kobiet w ciąży: Do tej pory przeprowadzono tylko kilka badań, w których badano kobiety w ciąży za pomocą COVID-19 (7, 9, 11, 15, 16). Te dostępne badania, jak również wyniki raportu "WHO-Chiny Joint Mission on Coronavirus Disease 2019" (12) nie wskazują na poważniejszy przebieg COVID-19 u kobiet w ciąży w porównaniu z osobami nieciężarnymi. Może się zdarzyć, że zwiększone ryzyko wystąpienia ciężkiego przebiegu kursu będzie można wiarygodnie zbadać tylko w badaniach populacyjnych. Więcej informacji, w tym informacje na temat COVID-19 w ciąży, można znaleźć w RKI FAQ.

W badaniu z dziewięcioma pacjentkami, które doznały zakażenia SARS-Cov2 w ostatniej jednej trzeciej ciąży, stwierdzono, że wszystkie dziewięcioro dzieci po porodzie są wolne od wirusów przy cięciu cesarskim. Autorzy badania stwierdzili, że wirus nie został przeniesiony w łonie matki. Do dnia 6 lutego 2020 r. chińskie organy ds. zdrowia zarejestrowały tylko dziewięć niemowląt, u których wykryto pozytywne wyniki badań wirusowych. Za możliwe przyczyny tej niskiej liczby autorzy badania uznali ewentualną dużą liczbę kursów z niskimi objawami u dzieci, a także deficyt w systemie sprawozdawczości.

Nienarodzone dzieci: Jak dotąd istnieje bardzo niewiele danych na ten temat, w szczególności brak jest danych długoterminowych, więc nie można wydać ważnych oświadczeń w tej sprawie. W zasadzie, wysoka gorączka w pierwszym trymestrze ciąży może zwiększyć ryzyko powikłań i wad rozwojowych.

Dzieci: Dostępnych jest bardzo niewiele danych na temat rozwoju dzieci. Zgodnie z wcześniejszymi badaniami, kurs dla dzieci wydaje się być raczej łagodny i niesprecyzowany.

4. Środki ochronne

Aby móc jak najlepiej chronić się przed zakażeniem nowatorską chorobą płuc z Chin o nazwie "Covid-19", należy wiedzieć jak dochodzi do zakażenia: wirus SARS-CoV-2 (wcześniej tymczasowo nazywany 2019-nCoV) jest przenoszony z człowieka na człowieka. Wirusy koronowe są przenoszone przez kropelki, na przykład podczas kaszlu, lub przez infekcję wymazową podczas dotykania zanieczyszczonych przedmiotów, na których znajdują się wirusy, takich jak klamki drzwi lub włączniki światła, a następnie podczas dotykania ust, nosa lub oczu. Wirusy koronowe nie są jednak znane z tego, że są zainfekowane przez przedmioty.

4.1 Właściwa higiena

Podobnie jak w przypadku grypy i innych chorób układu oddechowego, przestrzeganie zasad dotyczących kaszlu i kichania oraz dobra higiena rąk chronią przed przenoszeniem nowego koronaawirusa, w tym co najmniej 20 sekund mycia rąk mydłem: przed i po jedzeniu, przed i po kontakcie z innymi osobami, po kichaniu/kaszlu. Oprócz dobrej higieny rąk, należy również zachować dystans od kaszlu i kichania ludzi. Należy również unikać uścisku dłoni.

4.1.1. przestrzegać zasad postępowania podczas kaszlu i kichania

Osoby poszkodowane powinny chronić innych, kichając i kaszląc w kanciarzu swojego ramienia. Wszyscy, którzy mają przeziębienie i tak powinni trzymać się tej etykiety:

- Każdy, kto musi kaszleć lub kichać, powinien zachować odległość co najmniej 1,5 metra od innych osób i odwrócić się.
- Używaj jednorazowej chusteczki i używaj jej tylko raz. Zużyte chusteczki papierowe nie powinny być po prostu wyrzucane do otwartego kosza na śmieci, ale powinny być zebrane na przykład w zamykanej plastikowej

torbie lub w pojemniku z pokrywą, a następnie wyrzucone. Nie należy myć zużytych chusteczek poniżej 60 stopni.

- Jeśli musisz kichać i nie masz chusteczki, najlepiej jest wcisnąć się w kanciarza swojego ramienia.
- Umyj dokładnie ręce po wydmuchaniu nosa, kichnięciu lub kaszleniu.
- Nosić maski chirurgiczne: Osoby zakażone zmniejszają ryzyko zakażenia dla innych ze względu na właściwości filtracyjne masek.

4.2 Dezynfekcja

Podstawowa dezynfekcja powierzchni we własnym gospodarstwie domowym zazwyczaj nie jest konieczna, ale może być przydatna, podobnie jak dezynfekcja rąk, jeśli w gospodarstwie są chorzy. W przeciwnym razie wystarczy dokładne mycie rąk mydłem. Istnieje wiele środków dezynfekujących, ale nie każdy środek dezynfekujący jest skuteczny przeciwko wirusom koronowym. To nie wystarczy, jeśli mówi, że zabija 99 procent wszystkich bakterii. Należy wyraźnie wspomnieć o ochronie przed wirusami. Instytut Roberta Kocha oferuje przegląd przetestowanych środków dezynfekcyjnych i ich zastosowanie. Są trzy kategorie. Pierwsza kategoria to "ograniczony wirusobójczy", druga "ograniczony wirusobójczy PLUS", a trzecia "prosty wirusobójczy". W przypadku wirusów koronarograficznych wystarczy najmniejszy wariant, czyli "ograniczony wirusobójczo". Środki do dezynfekcji powierzchni przed wirusami koronowymi zawierają np. formaldehyd lub inne aldehydy. Podczas dezynfekcji powierzchni należy upewnić się, że roztwór dezynfekujący jest używany w wystarczająco stężonej formie. Do dezynfekcji rąk używa się roztworów alkoholowych. W tym celu należy wziąć co najmniej trzy mililitry środka dezynfekującego, rozłożyć go całkowicie na dłoniach i pozostawić do działania na 30 sekund oraz pozostawić do wyschnięcia na powietrzu.

4.3. Wyposażenie ochronne

Instytut Roberta Kocha oprócz zwiększenia higieny, np. częstego mycia rąk i stosowania środków dezynfekujących, zaleca również odpowiednie wyposażenie ochronne.

Noszenie respiratora FFP3, gogli, rękawic i kombinezonu ochronnego może stać się częścią codziennego życia.

W kilku krajach strach przed wirusem doprowadził do częściowej wyprzedaży masek na twarz w aptekach i marketach budowlanych. Jednak korzyści z takiej maski są kontrowersyjne.

Jeżeli osoba cierpiąca na ostrą infekcję dróg oddechowych musi poruszać się w miejscach publicznych, może być wskazane, aby osoba ta nosiła ochraniacz na usta i nos (np. ochraniacz chirurgiczny na usta), aby zmniejszyć ryzyko zakażenia innych osób kroplami wytwarzanymi przez kaszel lub kichanie (ochraniacz obcy). Osoby, które mają bezpośredni kontakt z pacjentami, mogą również chronić się za pomocą masek chirurgicznych.

Dla optymalnej skuteczności ważne jest, aby ochraniacz ust i nosa był prawidłowo umieszczony. Musi być szczelnie noszony i wymieniany po zamoczeniu (ustnik traci swoją funkcję natychmiast po zamoczeniu). Nie należy go ruszać (nawet nieświadomie) podczas jego noszenia. Poproś specjalistę medycznego, aby doradził Ci, czy takie działanie jest wskazane w Twoim konkretnym przypadku, jaka maska jest dla Ciebie odpowiednia i jak prawidłowo ją założyć lub zmienić. Skuteczny ochraniacz na zęby musi spełniać odpowiednie wymagania. Obejmuje to przepuszczalność cząstek i wiele innych.

Z drugiej strony nie ma wystarczających dowodów na to, że noszenie ochraniacza na zęby zmniejsza ryzyko infekcji u osoby zdrowej, która go nosi. Według WHO, noszenie maski w sytuacjach, w których nie jest ona zalecana, może stwarzać fałszywe poczucie bezpieczeństwa. Może to prowadzić do zaniedbania kluczowych środków higieny, takich jak dobra higiena rąk. Jednak ci, którzy chcą chronić swoje środowisko przed własną infekcją, mogą uniknąć wirusowych kropelek śliny unoszących się daleko od powietrza, którym oddychają, nosząc maskę.

Wyposażenie ochronne obejmuje teraz również rękawice ochronne. Każdy, kto kupuje rękawice, powinien upewnić się, że są one również certyfikowane zgodnie z normą (EN ISO 374-5:2016). Tylko wtedy rękawice naprawdę nadają się do użycia w czasie epidemii korony. Stosowanie rękawic do higieny jest z pewnością zalecane dla personelu pielęgniarskiego, a nawet krewnych w sektorze prywatnym, którzy zajmują się płynami ustrojowymi i odchodami. W końcu jest to część zwykłych standardów higieny w klinikach.

Podczas aplikacji, każdy musi być świadomy, że zarazki pozostają na rękach, nawet jeśli są chronione przez rękawice. Dlatego ręce nie powinny zbliżać się do twarzy. Dezynfekcja rękawic jest możliwa, ale szczególnie w związku z koronaawirusem okres użytkowania rękawic powinien być jak najkrótszy. Dlatego też używane rękawice powinny być często i profesjonalnie zmieniane. Profesjonalne środki: Nie należy dotykać miejsc zanieczyszczonych. Niemniej jednak, należy potem często myć ręce i w razie potrzeby dezynfekować je.

4.4 Odżywianie, leki i środki farmakologiczne dla gospodarstw domowych

Jest możliwe, że wydzieliny zawierające wirusy z nosogardła mogą dostać się do żywności lub towarów. Jednak wirusy mogą przetrwać na tych powierzchniach tylko przez kilka dni. Zakażenie poprzez żywność i przedmioty, które nie znajdują się w bezpośrednim sąsiedztwie pacjenta, jest raczej mało prawdopodobne. Federalny Instytut Oceny Ryzyka i Instytut Roberta Kocha nie znają obecnie żadnych przypadków infekcji poprzez skażoną żywność lub przedmioty. Ponieważ jednak wirusy są niszczone przez wysoką temperaturę, wskazane jest ogrzanie odpowiedniej żywności jako środek ostrożności.

- Nie istnieją środki homeopatyczne i/lub naturalne, które miałyby zapobiegać infekcji koronaawirusem.
- Nie ma również innych środków zapobiegawczych, które miałyby pomóc "konkretnie" lub "szczególnie dobrze" w walce z wirusem.
- Składniki żywności, takie jak cebula, czosnek czy imbir, są w zasadzie zdrowe i mogą pomóc nam w utrzymaniu dobrej kondycji. Jednak nie pomagają one w walce z wirusem koronowym, ani z olejem sezamowym. Mówi się, że olejki, które nadają czosnkowi intensywny zapach, mają właściwości antybakteryjne lub przeciwwirusowe i zapobiegają infekcjom dróg oddechowych. Ponieważ wirus koronowy przedostaje się do naszego organizmu również jako infekcja kropelkowa przez drogi oddechowe, ten efekt czosnku jest więc interesujący. Jednakże efekt jest tak mały, że nie należy polegać na bulwie, ale na wielu innych, znacznie bardziej skutecznych metodach, które chronią przed zakażeniem wirusem koronowym.
- Antybiotyki nie zapewniają ochrony, pomagają tylko przed bakteriami.
- Regularne płukanie nosa słoną wodą nie jest też sprawdzoną ochroną.

4.5 Kwarantanna

Aby jak najlepiej zapobiec dalszemu rozprzestrzenianiu się nowego koronaawirusa, władze w różnych dotkniętych krajach nakazują kwarantannę hoteli, statków, miast, a nawet całych regionów na określony czas.

Kwarantanna służy ochronie nas wszystkich przed zakażeniem nowym koronaawirusem. Jest to tymczasowa izolacja osób podejrzanych o zakażenie lub osób, które mogą wydalać wirusa.

Istnieje kilka opcji kwarantanny: osoby dotknięte chorobą, które nie mają żadnych objawów lub mają tylko łagodne objawy, mogą zazwyczaj pozostać w domu. Pacjenci, którzy muszą jechać do szpitala, są tam odizolowani. W niektórych krajach, takich jak Chiny czy Włochy, gdzie infekcja rozprzestrzenia się na dużą skalę, całe miasta są obecnie poddawane kwarantannie. Ustawa o ochronie przed zakażeniami jest czynnikiem decydującym dla przepisów dotyczących kwarantanny.

Zakażeni pacjenci, zwłaszcza ci z ciężkimi objawami, muszą być leczeni szybko i tymczasowo odizolowani. Jeżeli, na przykład, pilot dowie się o zakażonej osobie wciąż znajdującej się w samolocie, jest zobowiązany do skierowania samolotu na określone lotnisko: W Niemczech istnieje pięć tak zwanych "wyznaczonych portów lotniczych", do których należy się zwrócić w takim przypadku. Dostępne są tam wydzielone pomieszczenia do izolowania zakażonych osób. Następnie oddział zdrowia publicznego zapewnia, że pacjent jest szybko leczony w klinice.

Krajowa kwarantanna

Kwarantanna domowa jest ukierunkowanym środkiem zapobiegawczym, który po wykluczeniu podejrzenia zostaje szybko ponownie uchylony. Federalne Ministerstwo Zdrowia i Instytut Roberta Kocha jasno stwierdzają, że nie ma powodów do obaw związanych z tym środkiem zapobiegawczym.

Władze określają zarejestrowane przypadki z jednej strony jako "podejrzanych o zakażenie", a z drugiej strony jako "osoby opuszczające szkołę". Te same przepisy dotyczące kwarantanny mają zastosowanie do obu.

Wydalaczami są osoby, które noszą w sobie patogen i których wydaliny (mocz, kał, ślina) mogą być źródłem infekcji dla ogółu społeczeństwa. Dotyczy to nawet jeśli nie wykazują one żadnych objawów choroby lub są podejrzane.

Każdy, kto może przypuszczać, że połknął patogen, nie będąc chorym, podejrzewa się, że jest chory lub został wyeliminowany, jest **podejrzany o zakażenie**", wyjaśnia Instytut Roberta Kocha.

4.6 Zasady postępowania

To najlepszy sposób, aby się chronić:

- Regularnie i dokładnie myj ręce. Środki dezynfekujące mogą być stosowane oprócz mycia rąk. Odpowiednie produkty są dostępne w aptekach. Według Instytutu Roberta Kocha do dezynfekcji chemicznej należy używać chemicznych środków dezynfekcyjnych o sprawdzonej skuteczności. Są one oznaczone jako "ograniczone wirusobójcze" (skuteczne wobec wirusów zakopconych), jako "ograniczone wirusobójcze PLUS" lub "wirusobójcze".
- Zostańcie w domu, jak tylko możecie. W szczególności należy ograniczyć osobiste spotkania z osobami starszymi, bardzo starszymi lub przewlekle chorymi dla ich ochrony. Zamiast tego należy w większym stopniu korzystać z komunikacji telefonicznej, mailowej, czatowej, itp.
- Regularnie wentyluj wszystkie pomieszczenia wspólne i unikaj dotykania ich, np. uścisku dłoni lub przytulania.
- Jeśli wymagany jest kontakt w miejscach publicznych, należy zachować dystans do innych. Jest to szczególnie ważne dla osób wyraźnie chorych, zwłaszcza z objawami oddechowymi.
- Zostań w domu, jeśli sam jesteś dotknięty chorobą i w razie potrzeby skontaktuj się najpierw z lekarzem przez telefon.
- Jeśli osoba w Twoim gospodarstwie domowym jest chora, postaraj się zapewnić jej fizyczną separację i odpowiednią odległość od innych członków gospodarstwa domowego.
- Praca w domu, jeśli to możliwe, w porozumieniu z pracodawcą. Spotkania należy prowadzić w małych i krótkich odstępach czasu, w dobrze wentylowanym pomieszczeniu. Zachować odległość 1 do 2 metrów od innych osób i powstrzymać się od kontaktu osobistego. Jeśli to możliwe, nie należy spożywać posiłków w stołówkach lub restauracjach (w

w najlepszym przypadku samemu, np. w biurze), a jeśli tak, to nie w godzinach szczytu.

- Jeśli to możliwe, nie należy korzystać z transportu publicznego, ale wolą jeździć na rowerze, pieszo lub własnym samochodem.
- Załóżcie maski chirurgiczne (maski ustno-nosowe): Jest to przydatne w obecności osób zakażonych, ale nie w miejscach publicznych. Wtedy maski powinny być ciasno noszone.
- W miarę możliwości należy unikać podróży prywatnych i służbowych, np. autokarem, pociągiem, statkiem lub samolotem.
- Należy również unikać odwiedzania dużych imprez lub miejsc o dużym natężeniu ruchu (np. imprezy sportowe, baseny, centra handlowe, teatry, kluby, koncerty itp.)
- Odwiedzać obiekty użyteczności publicznej tylko w niezbędnym zakresie (np. urzędy, administracja, władze).
- Unikaj wizyt w pubach, kawiarniach, restauracjach, jeśli to możliwe, i odkładaj większe imprezy prywatne, jeśli to możliwe, a w przeciwnym razie ściśle przestrzegaj zasad higieny.
- Nie należy robić zakupów w godzinach szczytu, ale gdy sklepy lub apteki są mniej zatłoczone lub korzystają z usług odbioru i dostawy.
- Pomóżcie tym, którzy potrzebują pomocy! Zapewnianie żywności i artykułów codziennego użytku osobom starszym, starszym lub przewlekle chorym krewnym lub sąsiadom oraz osobom samotnym i potrzebującym.

Światowa Organizacja Zdrowia (WHO) zaleca dodatkowo

- Unikaj dotykania oczu, nosa i ust;
- Pozostań w domu, gdy czujesz się chory (z wyjątkiem wizyty u lekarza), nawet jeśli masz łagodne objawy (takie jak katar lub ból głowy);
- W przypadku gorączki, kaszlu i zadyszki oddechu należy skonsultować się z lekarzem i najpierw zadzwonić.

Jeśli ktoś nie może obecnie odłożyć podróży do Chin lub innych obszarów zagrożonych koroną z powodów zawodowych lub innych pilnych przyczyn, ważne jest, aby zastosować wszystkie zalecane środki ochrony przed zakażeniem nowym wirusem.

10 Verhaltensregeln, die Sie jetzt wegen des Coronavirus beachten sollten

Hände waschen
Regelmäßig und gründlich, mit Wasser und Seife, mindestens 20 Sekunden

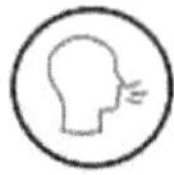

Hustenetikette beachten
Husten und niesen Sie nicht in die Hand, sondern in die Armbeuge

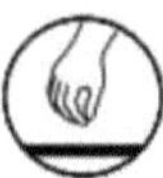

Oberflächen nicht anfassen
Alternativ im Fahrstuhl etc. mit einem Stift auf den Knopf drücken oder Treppen steigen und mit dem Arm die Türen öffnen

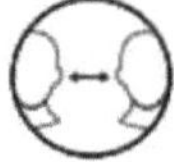

Abstand zu anderen Menschen
Auch wenn diese keine Symptome zeigen, Abstand zu Menschen halten (eineinhalb Meter sind ausreichend)

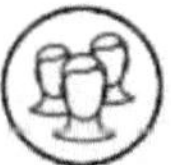

Menschenmengen meiden
Konzerte, Messen und andere Großveranstaltungen erhöhen das Ansteckungsrisiko

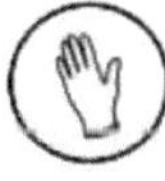

Auf Händeschütteln verzichten
Begrüßen Sie Menschen lieber durch ein freundliches Winken mit eineinhalb Metern Abstand

Nicht direkt zum Arzt
Wer sich krank fühlt, sollte lieber zu Hause bleiben und den Arzt zunächst telefonisch kontaktieren

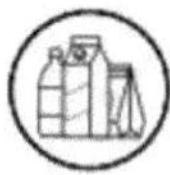

Einige Vorräte lagern
Hamsterkäufe sind nicht nötig. Es ist aber sinnvoll, einige Vorräte an haltbaren Lebensmitteln für ein paar Tage zu Hause zu haben

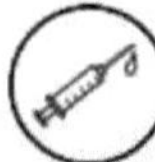

Impfen
Es gibt zwar noch keinen Impfstoff gegen das Coronavirus SARS-CoV-2. Um eine Doppelinfektion zu verhindern, ist es aber sinnvoll, sich gegen Grippe impfen zu lassen (empfohlen für Schwangere, über 60-Jährige und chronisch Kranke)

Ruhe bewahren
Die Infektion verläuft in den meisten Fällen harmlos

t-online.de

5. Metody leczenia

Obecnie nie ma ukierunkowanej terapii przeciwko wirusowi. Leczenie choroby jest symptomatyczne. Po postawieniu diagnozy w wielu przypadkach nakazuje się odpoczynek w łóżku i podanie płynu dożylnego. Można również podawać preparaty kortyzonowe przeciwko zapaleniu i obrzękom. W zależności od ciężkości przebiegu choroby stosuje się środki wspomagające, takie jak podawanie tlenu, równoważenie bilansu płynów i podawanie antybiotyków, jeśli towarzyszą temu infekcje bakteryjne. Ponadto, nie wszystkie choroby postępują poważnie po zakażeniu COVID-19. W przypadkach, które stały się znane w Niemczech, objawy przeziębienia były dotychczas głównym przedmiotem zainteresowania.

Jak dotąd nie ma czynników antywirusowych, które działałyby przeciwko chorobie, ani nie ma ochrony przed szczepieniami. Wstępne analizy sugerują, że nowy wirus ma strukturalne podobieństwo do wirusa Sars, a także wykorzystuje podobne miejsca wiązania w organizmie do dokowania. Wirolodzy ze szpitala Charité w Berlinie opracowali pierwszy test diagnostyczny, który umożliwia szybką diagnozę w przypadku choroby z wirusem.

5.1 Rodzaje terapii i środki

5.1.1 Ogólne środki w zakresie opieki stacjonarnej

- Restrykcyjna terapia płynami (ponieważ może to pogorszyć dotlenienie), optymalizacja odżywiania
- Ścisłe monitorowanie parametrów życiowych w celu wykrycia poważnych progresji we wczesnym stadium.
- Uwzględnienie chorób współistniejących (konieczne terapie długoterminowe, ograniczenia terapii?)
- Podawanie tlenu (nos, maska, ewentualnie duży przepływ), w zależności od potrzeb, docelowe SpO2 > 90% u niециężarnych dorosłych, > 92 - 95%

u kobiet w ciąży (wytyczne WHO) CAVE: Tworzenie aerozoli przy dużym przepływie tlenu

- Regularne monitorowanie parametrów stanu zapalnego, czynności nerek, wartości wątroby, koagulacji. Dalsze obrazowanie w zależności od przebiegu klinicznego.
- Jeśli to konieczne, pobranie kilku posiewów krwi (każdy aerobowy + beztlenowy)
- Materiały oddechowe w zależności od przebiegu klinicznego (E+R, CoVID-19) -> według WHO-
- Wskazówki co 2-4 dni Diagnostyka dotycząca COVID-19

5.1.2 Terapia antywirusowa

Liczne terapie przeciwwirusowe są omawiane w kontekście SARS-CoV2, w tym przez WHO. W chwili obecnej dostępnych jest jeszcze zbyt mało danych, aby móc przedstawić zalecenia dotyczące terapii w Niemczech. Dlatego też stosowanie terapii przeciwwirusowej powinno być rozważane tylko w przypadku ciężkich postaci choroby, na zasadzie jednostkowych przypadków. Nawet w przypadku ciężkich form COVID-19, nie ma wystarczających dowodów na zalecenie terapii. Dlatego też przed rozpoczęciem terapii przeciwwirusowej jako indywidualnej próby wyleczenia choroby, należy dokładnie rozważyć stosunek korzyści do ryzyka. Najlepiej byłoby, gdyby pacjenci byli leczeni w ramach badań klinicznych.

Stała Grupa Robocza Ośrodków Kompetencji i Leczenia Chorób spowodowanych przez wysoce patogenne czynniki (STAKOB) uczestniczy wraz ze swoimi ośrodkami w badaniach klinicznych. W przypadku ciężko dotkniętych pacjentów należy skontaktować się z ośrodkami STAKOB w celu omówienia indywidualnego przypadku i doradztwa w zakresie możliwych dalszych terapii. Dane kontaktowe wszystkich centrów STAKOB znajdują się na stronie www.rki.de/stakob. Za pośrednictwem Instytutu Roberta Kocha/IBBS można w nagłych przypadkach zainicjować dostawę eksperymentalnych leków do indywidualnej próby leczenia.

5.1.3 Antybiotykoterapia

U pacjentów z podejrzeniem nadkażenia bakteryjnego i/lub przebiegu sepsy należy natychmiast rozpocząć obliczoną antybiotykoterapię, w przypadku sepsy w ciągu jednej godziny. W przypadku braku wykrycia patogenu i prawidłowej prokalcytoniny antybiotykoterapia powinna być zakończona w ciągu 48 godzin. Nie zaleca się profilaktycznego podawania antybiotyków bez dowodów na zakażenie bakteryjne.

5.1.4 Inne terapie

Brak podawania kortykosteroidów bez wyraźnego wskazania. W leczeniu pacjentów z ciężkimi i krytycznymi przebiegami choroby następujące punkty muszą być regularnie poddawane ponownej ocenie:

- Wczesne podawanie tlenu, ewentualnie nieinwazyjna lub inwazyjna wentylacja,
- ECMO, w razie potrzeby, wczesny kontakt z regionalnym centrum ECMO
- Wskazówki dotyczące trudnych sytuacji związanych z wentylacją
- Rozpoznawać i leczyć ewentualne powikłania na wczesnym etapie
- Zapobieganie zakażeniom wtórnym
- Terapia sepsy zgodnie z wytycznymi

Na stronie internetowej Niemieckiego Towarzystwa Intensywnej Terapii Wewnętrznej (DGIIN) można znaleźć "Zalecenia dotyczące intensywnej terapii pacjentów z COVID-19". (www.dgiin.de)

Dalsze wskazówki dotyczące postępowania klinicznego z pacjentami z COVID-19 można również znaleźć na stronie internetowej WHO: https://www.who.int/docs/default-source/coronaviruse/clinical-management-of-novel-cov.pdf.

5.2. Czy istnieją szczepionki przeciwko nowemu koronaawirusowi?

Obecnie nie ma dostępnej szczepionki przeciwko nowemu koronaawirusowi, chociaż poczyniono postępy w rozwoju.

Według WHO obecnie opracowywanych jest ponad 30 szczepionek kandydujących, które opierają się na różnych platformach (np. szczepionki DNA, RNA, podjednostki białkowe lub wektorowe). Wszyscy ci kandydaci znajdują się obecnie w fazie rozwoju przedklinicznego, a indywidualni programiści ogłosili już rozpoczęcie badań klinicznych fazy 1 w kwietniu/maju.

Jednak według doniesień medialnych w Chinach pierwszy kandydat na szczepionkę ma być testowany w badaniu klinicznym od końca kwietnia 2020 roku. Jednak eksperci nie oczekują, że szczepionka będzie dostępna przed końcem roku.

5.3 Leki lecznicze

Opracowywane są nie tylko szczepionki przeciwko pandemii z koronaawirusem SARS-CoV-2, ale także testowane są leki.

Chociaż opracowywanie szczepionek przeciwko nowemu koronaawirusowi SARS-CoV-2 postępuje w bezprecedensowym tempie, jest mało prawdopodobne, aby były one dostępne do masowych szczepień już w 2020 roku. Nadzieje wiążą się więc ze znalezieniem leków na leczenie już zakażonych, leków, które pomogą zapewnić, że infekcja dróg oddechowych wywołana przez tego wirusa, Covid-19, nie stanie się zagrożeniem dla życia i że szybko ustąpi.

Nadzieje koncentrują się w szczególności na lekach, które zostały już zatwierdzone na inną chorobę lub przynajmniej są w fazie rozwoju. Trzeba by je tylko przerobić, co byłoby szybsze niż podstawowe nowe opracowanie.

W rzeczywistości wiele istniejących leków jest już testowanych pod kątem ich przydatności w walce z obecną chorobą koronną. Zazwyczaj należą one do jednej z trzech poniższych grup:

- **Leki antywirusowe** pierwotnie opracowane na HIV, Ebola, wirusowe zapalenie wątroby typu C, grypę, SARS lub MERS (dwie choroby wywołane przez inne wirusy koronowe). Są one przeznaczone do blokowania rozmnażania się wirusów lub zapobiegania ich przedostawaniu się do komórek płuc. Testowany jest również stary lek przeciwmalaryczny, którego skuteczność przeciw wirusom została odkryta dopiero niedawno.
- **immunomodulatory,** które zostały opracowane, na przykład, przeciwko reumatoidalnemu zapaleniu stawów lub zapaleniu jelit. Mają one na celu ograniczenie reakcji obronnych organizmu w taki sposób, aby nie powodowały one większych szkód niż same wirusy.
- **Leki dla chorych na płuca**, które zostały opracowane np. w celu leczenia idiopatycznego włóknienia płuc. Mają one na celu zapobieżenie sytuacji, w której płuca pacjenta nie są już w stanie dostarczyć krwi wystarczającej ilości tlenu.

Więcej informacji na temat "Trwających projektów dotyczących leków leczniczych" można znaleźć na stronie: https://www.vfa.de/de/arzneimittel-forschung/woran-wir-forschen/therapeutische-medikamente-gegen-die-coronavirusinfektion-covid-19.

5.4 Samoterapia koronaawirusem

W przypadku ewentualnego zakażenia nie należy w żadnym wypadku uciekać się do samoterapii, lecz skontaktować się telefonicznie z lekarzem i omówić zachowanie.

Nie ma żadnych leków przeciwko koronaawirusowi, którymi można by leczyć samą chorobę. Osoby dotknięte kwarantanną i cierpiące na typowe objawy mogą uciec się do konwencjonalnych środków na przeziębienie, aby złagodzić objawy.

Substancje, które mają uspokajający wpływ na drogi oddechowe, takie jak wyciągi z bluszczu, tymianku lub malwy, pomagają w kaszlu. Syropy na kaszel ziołowy mają również działanie wykrztuśne. Sprawdzoną metodą jest również wdychanie nad naczyniem wypełnionym ciepłą słoną wodą. Ważny jest również wystarczający pobór płynów, np. wypicie łykiem ciepłej wody. Należy unikać napojów gazowanych, ponieważ podrażniają one gardło. Jednym z lekarstw na kaszel jest aerozol zawierający odrobinę kortyzonu, który powinien być stosowany tylko tymczasowo, oraz leki takie jak kodeina lub parakodeina. Są one jednak stosowane tylko przy ciężkich kaszlach. Unikanie palenia, regularna wentylacja i wysoka wilgotność powietrza również łagodzą podrażnienia kaszlu.

Gorączka jest kolejnym objawem Covid-19, i ogólnie rzecz biorąc, od 37,5 stopni Celsjusza temperatura ciała nazywana jest podwyższoną temperaturą, od 38,0 stopni to gorączka. Jest to reakcja organizmu, która osłabia szkodliwe patogeny. Ponieważ czują się one mniej komfortowo w ciele powyżej 38 stopni.

Aby organizm mógł w pełni skoncentrować się na układzie odpornościowym, zaleca się lekką dietę oraz, podobnie jak w przypadku kaszlu, wystarczającą ilość płynów. Jeśli masz gorączkę, powinieneś zostać w łóżku i czekać na nią, zamiast uciekać się do leków. Lekarze odradzają na przykład samoleczenie się aspiryną. Ci, którzy biorą leki i czują się lepiej, nadal pozostają zarażeni. Pierwszy wybuch epidemii Sars-CoV-2 w Bawarii został spowodowany przez Chinkę, która sama leczyła bóle pleców lekiem obniżającym gorączkę, dlatego też infekcja nie została zauważona.

Poza leczeniem choroby, pacjenci w kwarantannie domowej powinni dwa razy dziennie mierzyć gorączkę i prowadzić dziennik objawów, według Czerwonego Krzyża. Najważniejszym jednak środkiem w przypadku choroby jest bezwzględne unikanie kontaktów społecznych. Nie wolno im wychodzić z domu, a wizyty mogą być przyjmowane jedynie w celu leczenia.

Porady i pogłoski o wpływie niektórych leków na zakażenie koronaawirusem są obecnie źródłem niepewności. Jest to opinia naukowców i lekarzy na temat działania paracetamolu, ibuprofenu itp. Do tej grupy leków oprócz ibuprofenu należą kwas acetylosalicylowy (ASS; aspiryna) i diklofenak. W tym samym czasie w serwisach społecznościowych rozpowszechniają się wiadomości, że ibuprofen zwiększa podatność na zakażenie koronaawirusem. Zostało to odkryte przez naukowców ze szpitala uniwersyteckiego w Wiedniu. Uniwersytet odłączył się od tej wiadomości i napisał na Twitterze o fałszywej wiadomości.

6. Skutki działania koronaawirusa

6.1 Pozytywne skutki

6.1.1 Skutki ogólne

Własne zdrowie jest bardziej doceniane. Aby uniknąć infekcji, ludzie bardziej rygorystycznie przestrzegają zasad postępowania, takich jak:

- Dokładnie i regularnie myj ręce,
- trzymajcie się jak najdalej od swoich ludzi,
- odstąpić od uścisku dłoni
- Kaszel i kichanie w kanciarzu ręki zamiast w dłoniach.

Inną pozytywną obserwację znajdujemy w pomocy sąsiedzkiej, na przykład poprzez postawienie żywności przed drzwiami dla osoby zakażonej.

6.1.2 Oddziaływanie na środowisko

Redukcja emisji CO2

Co prawda, poważne badanie, które by to potwierdziło, jeszcze nie istnieje. Ale logika ma sens: Ponieważ liczne linie lotnicze odwołują loty z powodu koronaawirusa, a my wszyscy obecnie podróżujemy mniej, do atmosfery wydmuchiwane jest mniej szkodliwego dla klimatu CO2. Do tego dochodzi efekt strat produkcyjnych w przemyśle. Zdjęcia satelitarne Chin już teraz pokazują, że na przykład zanieczyszczenie smogiem wokół Pekinu gwałtownie spadło, ponieważ wiele fabryk zostało zamkniętych.

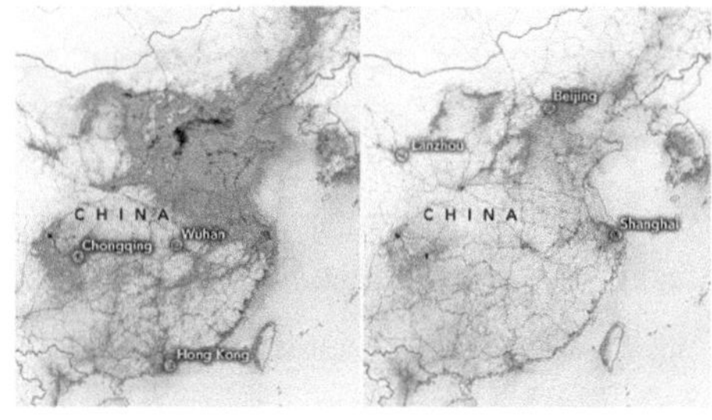

6.1.3 Implikacje polityczne

Współpraca międzynarodowa rozwija się. Naukowcy współpracują ze sobą na całym świecie w celu znalezienia rozwiązań

Fakt, że wirus tak szybko dociera na wszystkie kontynenty, również w wyniku globalnych, ogromnie połączonych powiązań między społeczeństwem i gospodarką, stawia nas w obliczu ciemnych stron globalizacji. Naukowcy na całym świecie mogą poszukiwać rozwiązań - takich jak szczepionka przeciwko SARS-CoV-2 lub leki zmniejszające objawy - i dzięki Internetowi dzielić się swoimi odkryciami z kolegami na całym świecie praktycznie w czasie rzeczywistym.

Instytut Roberta Kocha ściśle współpracuje z wieloma organizacjami międzynarodowymi, np. z ECDC i WHO. Naukowcy RKI są zaangażowani w wiele międzynarodowych projektów i programów mających na celu monitorowanie i badanie czynników chorobotwórczych, powstrzymywanie epidemii i zwiększanie możliwości laboratoryjnych w krajach partnerskich.

6.2 Negatywne skutki

6.2.1.Efekty ogólne

Panika i strach są powszechne: składowanie zakupów

Wiele osób boi się koronaawirusa i próbuje zdobyć zapas. W zasadzie zawsze dobrze jest mieć w domu trochę konserw, papieru toaletowego i makaronu.

Jednak prawdą jest również, że koronaawirus nie był jeszcze katastrofą. Tak więc konsumenci nie muszą kupować rezerw, jak planuje to rząd federalny w takim przypadku. Nawet w Chinach czy północnych Włoszech, gdzie jest znacznie więcej infekcji niż w Niemczech, rządy nie ogłosiły jeszcze katastrofy. Ponadto wąskie gardło w zaopatrzeniu w żywność jest bardzo mało prawdopodobne.

6.2.2 Skutki demograficzne

Wzrost śmiertelności

Nowy koronaawirus Sars-CoV-2 jest bardziej śmiercionośny niż grypa, powiedział w czwartek (27 lutego) Lothar Wieler, prezes Instytutu Roberta Kocha. Powiedział jednak, że będzie można powiedzieć tylko o ile wyższy wskaźnik śmiertelności będzie faktycznie po zakończeniu epidemii. Koronawirus jest szczególnie niebezpieczny dla osób starszych - zwłaszcza jeśli nie zostaną podjęte żadne środki bezpieczeństwa. Christian Drosten, główny wirusolog w Charité, obawia się śmiertelności nawet do 25 procent w grupie wiekowej 65 lat i starszej.

6.3 Skutki gospodarcze

Zapasy i olej stają się tańsze

Wirus korony spowodował dużą niepewność na rynkach finansowych, ceny wielu akcji i indeksów giełdowych, takich jak Dax, gwałtownie spadły w ostatnich dniach. 9 marca na światowych giełdach pojawiła się panika w związku z koronaawirusem. Ponadto cena ropy spadła o 25 procent w ciągu jednego dnia po tym, jak OPEC nie był w stanie porozumieć się z Rosją w sprawie zmniejszenia wielkości produkcji. Arabia Saudyjska ogłosiła również wojnę cenową, która wywarła ogromną presję na ceny ropy. Był to największy spadek cen ropy naftowej od czasu wojny w Zatoce Perskiej w 1991 r. Inwestorzy obawiają się globalnej recesji spowodowanej wirusem koronowym: akcje i katastrofa naftowa w Czarny Poniedziałek: kupić czy sprzedać teraz?

Jednak wasza godzina uderza w tych, którzy chcą inwestować w akcje. Teraz jest czas na wejście na giełdę.

Kolejny pozytywny efekt rynku finansowego jest dla ludzi, którzy ogrzewają się olejem. Dzieje się tak, ponieważ malejąca produkcja w Chinach zmniejsza światowy popyt na ropę naftową. W wyniku tego ceny ropy naftowej spadły w ostatnim miesiącu o prawie dziesięć procent. Dlatego też tankowanie jest teraz tym bardziej opłacalne.

7. Ciekawostki

7.1 Teorie spiskowe

Rozprzestrzenianiu się koronaawirusa towarzyszą teorie spiskowe na całym świecie.

7.1.1. korona została opatentowana, aby zarobić na ognisku.

Niektórzy zaradni ludzie odkryli patenty na wirusy korony w Internecie. Plotka szybko rozprzestrzeniła się, że wirus został opracowany w laboratorium i celowo rozpowszechniony w Chinach w celu sprzedaży szczepionki po wysokiej cenie.

Istnieją patenty na wirusy korony, ale nie na ten typ wirusa, który wybuchł w Chinach. Wyjaśnił to wirusolog Matthew Friemand w wywiadzie udzielonym przez stronę factcheck.org. Patenty dotyczyłyby sekwencji genowej wirusa, który został odkryty podczas epidemii SARS w 2003 r. Inny patent dotyczyłby mutacji, która dotyczy tylko drobiu.

7.1.2. korona wydostała się z laboratorium w Wuhan

Mówi się nawet, że Corona uciekła z laboratorium w chińskim mieście Wuhan. Przynajmniej tak twierdzi były agent izraelskich służb specjalnych w amerykańskiej gazecie "Washington Times". W rzeczywistości krajowe laboratorium bezpieczeństwa biologicznego Chin znajduje się w Wuhan.

Laboratorium poziomu 4 mogło pracować z wirusem. Zgodnie z Rozporządzeniem o substancjach biologicznych dozwolona jest tam praca z substancjami biologicznymi, które mogą powodować poważne choroby u ludzi i stanowić poważne zagrożenie dla pracowników. Są to, teoretycznie, Ebola, SARS, ale także Corona. Wciąż jednak zakłada się, że ten niebezpieczny wirus pochodzi z rynku dzikich zwierząt w Wuhan. Nie ma jednak wiarygodnego dowodu na to.

7.1.3 Bill Gates jest odpowiedzialny za epidemię koronaawirusa

Niektóre ciekawe teorie spiskowe stawiają także w centrum uwagi miliardera Billa Gatesa (64). Podobno angielski instytut Pirbrighta posiada patenty na wirusa korony, który już powoduje zakupy chomików w Zagłębiu Ruhry. Ten instytut jest wspierany przez Fundację Billa i Meliny Gatesów. Teraz na niektórych forach mówi się, że Gates powinien czerpać korzyści z wybuchu wirusa korony.

Pracownicy serwisu Politifact.com wyśledzili tę teorię spiskową - i dowiedzieli się: Nie można ustalić związku między Billem Gatesem jako osobą a patentami instytutu. Mówią: "Jeśli cokolwiek, to pokazują, że fundacja wspiera instytucje, które działają na rzecz zapobiegania epidemiom".

7.1.4 Legenda antysemicka

W wielu teoriach spiskowych nakreślony jest scenariusz, według którego niektórzy potężni mistrzowie marionetek w tle kontrolowali politykę międzynarodową, a także używali broni biologicznej, często oskarżając przy tym Żydów. Podobnie jak w tym przypadku: iracki analityk powiedział, że za rzekomym spiskiem stoi żydowska rodzina Rothschildów lub "syjonistyczne lobby".

W Rosji i Iranie znów pojawiły się pogłoski, że epidemia była atakiem USA z użyciem broni biologicznej. W USA jednak prawicowi teoretycy spisku i działacze antyszczepieniowi twierdzą, że w wybuchu epidemii biorą udział założyciel Microsoftu Bill Gates i Demokraci.

8. Wykaz źródeł

https://www.dzif.de/de/glossar/coronavirus

https://de.wikipedia.org/wiki/SARS-CoV-2

https://www.barmer.de/gesundheit-verstehen/krankheiten-a-z/coronavirus-224636

https://www.focus.de/gesundheit/news/in-l-typ-und-s-typ-coronavirus-ist-bereits-mutiert-virologe-drosten-sieht-studie-kritisch_id_11742595.html

https://www.barmer.de/gesundheit-verstehen/krankheiten-a-z/coronavirus-224636

https://www.lungenaerzte-im-netz.de/krankheiten/covid-19/was-ist-covid-19/

https://www.rki.de/DE/Content/InfAZ/N/Neuartiges_Coronavirus/Steckbrief.html#doc13776792bodyText1

https://www.deutsche-familienversicherung.de/ratgeber/artikel/coronavirus-symptome-verlauf-behandlung/

https://www.aekwien.at/coronavirus

https://www.rki.de/DE/Content/Kommissionen/Stakob/Stellungnahmen/Stellungnahme-Covid-19_Therapie_Diagnose.pdf?__blob=publicationFile

https://www.medinlive.at/wissenschaft/diskussion-um-selbsttherapie-bei-corona-infektion

https://www.derstandard.de/story/2000115678028/richtiges-verhalten-in-heimischer-quarantaene

https://www.dgiin.de

https://www.verbraucherzentrale.de/aktuelle-meldungen/gesundheit-pflege/coronavirus-wie-sie-sich-schuetzen-und-wer-sich-testen-lassen-sollte-45054

https://www.bundesgesundheitsministerium.de/coronavirus.html#c17549

https://www.einfachbewusst.de/2020/03/positive-aspekte-coronavirus-krise/

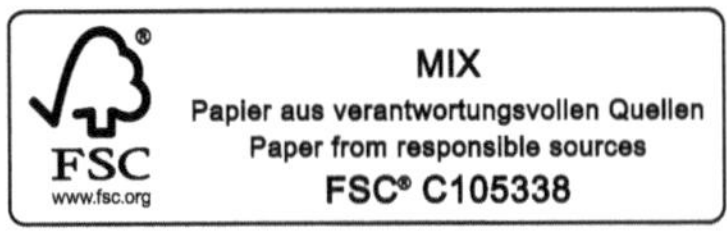

Printed by Books on Demand GmbH, Norderstedt / Germany